AF372698

INFLUENCE

DE L'OPIUM ET DE LA SAIGNÉE

SUR LES

CONTRACTIONS UTÉRINES,

USAGE DE CES AGENTS POUR PRÉVENIR OU ARRÊTER LES FAUSSES COUCHES, ET POUR MODIFIER ET RAMENER A UN TYPE NORMAL LES CONTRACTIONS IRRÉGULIÈRES ET PATHOLOGIQUES PENDANT LE TRAVAIL DE L'ACCOUCHEMENT.

PAR LE Dʳ C. CHAILLY.

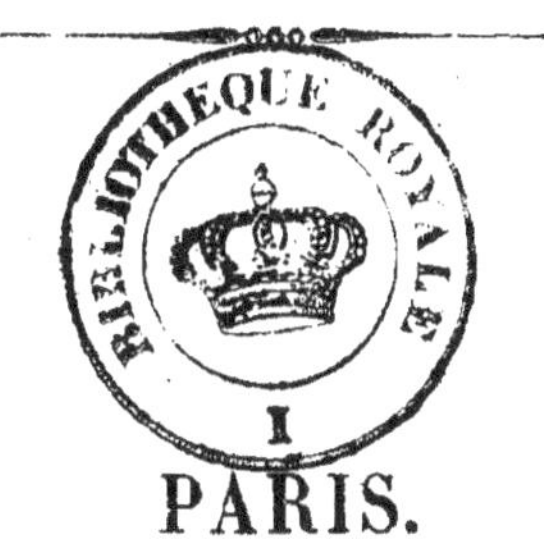

PARIS.

BAILLIÈRE, LIBRAIRE,
RUE DE L'ÉCOLE-DE-MÉDECINE, 17.

1838

Paris. — Typographie de Rɪɢɴoux , rue des Francs-Bourgeois-Saint-Michel , 8.

INFLUENCE

DE L'OPIUM ET DE LA SAIGNÉE

SUR LES

CONTRACTIONS UTÉRINES,

Usage de ces agents pour prévenir ou arrêter les fausses couches, et pour modifier et ramener à un type normal les contractions irrégulières et pathologiques pendant le travail de l'accouchement.

La méthode de traitement que M. le professeur Dubois met en usage à la clinique d'accouchement de Paris, et que j'ai presque toujours vue couronnée de succès, dans des cas d'avortement qui devaient paraître inévitables, consiste dans l'emploi de petites saignées, et dans l'administration du laudanum en lavement.

L'occasion qui nous a été offerte, à M. Honoré, mon beau-père, et à moi, d'employer cette méthode de traitement, tant à l'Hôtel-Dieu qu'en ville, nous a donné des résultats semblables à ceux obtenus par M. Dubois.

Mais avant de faire connaître les résultats de quelques observations prises au milieu d'un grand nombre d'autres, il est indispensable pour l'intelligence du mode d'action de ces agents d'exposer sommairement quelques considérations sur les propriétés contractiles de deux espèces différentes, dont l'utérus est doué sans doute à toutes les époques de la vie, mais qu'il possède à un haut degré au terme de la gestation; propriétés sur lesquelles est basée cette méthode de traitement.

L'utérus ne reçoit qu'un très-petit nombre de filets nerveux de l'axe cérébro-spinal, en même temps que du système ganglionaire de la vie organique ; et cependant il n'est soumis qu'à l'influence de cette dernière, et tout à fait soustrait à l'empire de la volonté.

Il est doué comme tous les viscères creux de la vie organique, de deux espèces de contractilité : la première contractilité organique ; la seconde contractilité de tissu.

L'action de ces deux espèces de contractilité, bien plus distincte et bien plus sensible dans l'utérus que dans tout autre organe soumis à la même influence, va nous permettre d'en établir clairement les caractères distinctifs.

Contractilité organique propre de l'utérus.

L'exercice de la contractilité organique de l'utérus consiste dans un resserrement rapide de l'organe, presque toujours accompagné de douleurs, revenant par accès, et s'exerçant avec violence pour expulser de la cavité utérine ce qui y est contenu ; aussi est-elle l'agent le plus puissant de la parturition.

Cette propriété réside dans toutes les parties de l'utérus, mais elle existe bien plus prononcée à la partie supérieure, et l'on en devine la raison.

L'utérus étant un organe d'expulsion, la nature a rassemblé la plus grande somme de forces expultrices, dans le point opposé à celui qui doit livrer passage au produit de la conception. Mais sa force d'action peut n'être pas en rapport avec le système musculaire extérieur, et peut s'épuiser plus vite chez un sujet que chez l'autre. La fatigue, l'influence peut même la neutraliser entièrement. La température peut, suivant Bichat, produire sur elle les mêmes effets.

L'opium, la saignée, peuvent arrêter son action ; le seigle ergoté peut l'activer.

De la contractilité de tissu.

Bien distincte de la première, la contractilité organique de tissu détermine le retrait de l'organe ; elle existe dans toute l'étendue des parois, mais s'exerce bien plus spécialement dans certains points. Une condition essentielle à son exercice, c'est que la déplétion de l'utérus s'opère avec gradation, et que l'expulsion du corps que cet organe renferme ne soit pas assez rapide pour qu'elle laisse tout à coup un vide considérable dans sa cavité.

Cette propriété, qui appartient à tous les autres organes, est bien plus prononcée dans l'utérus ; en effet, sans cette sage prévoyance de la nature, le système vasculaire excessivement développé pendant la grossesse, aurait conservé les mêmes conditions, et les orifices vasculaires veineux, restés béants à la surface interne de l'utérus, seraient devenus la cause d'hémorrhagies auxquelles la plupart des mères auraient succombé.

Mais, à mesure que l'expulsion du fœtus a lieu, les tissus revenant peu à peu sur eux-mêmes, rétrécissent d'abord, et finissent ensuite par clore les bouches de ces vaisseaux.

C'est pourquoi le fond de l'organe, étant, dans la majorité des cas, le siége de l'implantation du placenta, et pour cela sillonné par un appareil vasculaire des plus actifs, est doué de cette propriété de retrait à un bien plus haut degré que les parties inférieures.

Et pour preuve de cette assertion, que se passe-t-il dans les cas d'implantation du placenta sur le col, ou dans son voisinage : la contractilité de tissu étant moindre dans ces parties, l'appareil vasculaire qui s'y est développé anormalement, ne se trouve pas modifié, et les orifices des sinus utérins, et des artères, restant béants, la femme se trouve exposée à tous les dangers d'une hémorrhagie.

En outre, il est facile après l'accouchement de sentir la rétraction du fond de l'utérus, qui vient former dans l'hypogastre un corps dur et globuleux, tansdis que le doigt introduit dans le col le trouve mou, lâche et entr'ouvert.

Étrangère à la parturition pendant la vie, la contractilité de tissu s'exerçant toujours sans douleur, et aussi sans qu'on en ait la conscience, suffit quelquefois seule à déterminer l'accouchement peu de temps après la mort de la mère. Bichat pense que la putréfaction seule peut annuler cette faculté, et qu'elle ne s'exerce qu'en vertu de l'arrangement organique des tissus, qu'elle peut en un mot s'exercer sous l'influence de l'action vitale (*La vie et la mort*, 180), et il s'appuie sur les cas d'accouchement spontané après la mort. Ce fait a lieu, il est vrai, en vertu de la seule contractilité organique de tissu, mais toujours sous l'influence de l'action vitale.

Car tous les organes ne mourant pas simultanément, l'utérus peut conserver un reste de vie après que le cœur a cessé de battre; en outre, devons-nous croire, avec Bichat, que cette faculté est due à l'arrangement des fibres seulement?

S'il en était ainsi, un estomac soumis à une diète rigoureuse, en revenant sur lui-même, devrait s'arrêter à l'état normal; ce qui arriverait sur le même organe distendu d'un cadavre. Mais, bien loin de là, l'estomac s'atrophie, sa cavité diminue tellement qu'elle semble n'être plus que la continuation de l'intestin; il y a dans ce fait une action vitale qui ne s'exerce plus après la mort.

Ainsi donc la contractilité de tissu soumise à une action vitale, est, comme la première, hors de l'influence de la volonté; de plus, elle est impressionnée par le seigle ergoté, *mais elle résiste à l'influence de* l'opium.

En résumé, ces deux propriétés sont si distinctes, qu'elles peuvent exister l'une sans l'autre; en effet, après une expulsion rapide due à des contractions organiques énergiques, l'utérus ne revient pas toujours sur lui-même; il y a alors action de la contractilité organique, absence de la contractilité de tissu. Dans d'autres cas, les contractions organiques cessant tout à coup, si l'on applique le forceps pour terminer l'accouchement, l'utérus, graduellement désempli, revient sur lui-même. Ici c'est l'inverse; il y a absence de la contractilité organique, action de la contractilité de tissu : c'est ce qui eut lieu chez une femme paraplégique citée par M. Brachet.

Cependant, malgré leur indépendance réciproque, ces propriétés semblent être influencées par les mêmes agents, lesquels sont le seigle, l'extension forcée, la rupture de l'utérus. Toutefois la contractilité organique en reçoit une plus grande impression; et telle est son peu de ténacité, que la présence d'une personne étrangère, une émotion légère au moment du travail suffisent pour la neutraliser.

Il résulte de l'étude de ces diverses propriétés qu'un agent qui pourra suspendre l'exercice de contractilité organique, sans nuire à la contractilité de tissu, deviendra un moyen précieux dans les cas de menace d'avortement, qui ne seront pas le résultat d'une maladie de l'œuf, d'une affection ou de la mort du fœtus, circonstances où la fausse couche est inévitable, mais bien quand des contractions organiques propres prématurées feront craindre cet accident.

En outre, ce moyen servira à régulariser les contractions pathologiques.

Cet agent est l'opium et la saignée, seuls ou réunis.

Cette méthode est-elle applicable à tous les cas? Dans quelles circonstances spéciales doit-elle être mise en usage?

Comme circonstance qui doit faire varier le traitement, les auteurs ont établi une distinction entre les signes qui annoncent l'avortement, causé par la mort du fœtus, et ceux qui dénotent la fausse couche sans causes appréciables; ainsi, outre les autres signes qui annoncent tout avortement, on a dit : Quand le fœtus est mort, la femme est triste et abattue; elle éprouve des syncopes, un sentiment de froid à l'hypogastre, des palpitations, des lipothymies; la face pâlit, les seins se flétrissent; et si la grossesse est avancée, il y a absence des mouvements actifs du fœtus, de la circulation fœtale et du souffle utérin (1). Certes, cette distinction est quelquefois facile à établir dans la pratique, quand le terme de la grossesse permet de recourir à l'auscultation.

Mais avant cette époque, on n'a, pour se guider, que des signes équivoques, qui ne peuvent permettre d'asseoir un jugement certain.

Comment donc faire varier le traitement suivant les symptômes, comme les auteurs le conseillent? comment ainsi, avant la mort du fœtus, veiller à sa conservation; après sa mort, attendre ou favoriser son expulsion?

La conduite à tenir ne pouvant être tracée que dans le cas où le fœtus a acquis un certain développement, et où tous les signes qui annoncent la mort viennent se réunir, ce sera le lieu, ou jamais dans les autres cas, d'employer une médication qui, applicable à toutes les circonstances, conservera le produit, si cela est possible, et n'empêchera pas la fausse couche, si elle est inévitable. Le seul inconvénient serait de retarder l'accouchement; encore, les douleurs utérines étant calmées par l'administration du remède, le retard doit être regardé comme un léger désavantage à côté de l'espoir de conserver la vie d'un enfant.

Bien plus, malgré l'inefficacité certaine du traitement, il serait avantageux d'employer cette médication, car elle modère les douleurs qui accompagnent ou qui suivent la fausse couche.

Pour rendre l'application du traitement plus facile et plus sûre, nous diviserons l'avortement en trois périodes.

PREMIÈRE PÉRIODE.

Signes extérieurs. — Douleurs utérines partant de l'ombilic et se di-

---

(1) Cette dernière assertion est inexacte; l'observation prouve que le souffle utérin est produit par la circulation dans l'appareil vasculaire de l'organe, et qu'il a lieu soit quand le fœtus est mort, soit quand le développement de l'utérus a pour cause un produit anormal.

rigeant vers l'excavation, accompagnées de durcissement du ventre et souvent de douleurs de reins, d'un sentiment de pesanteur sur le fondement et dans les lombes, et d'une lassitude générale.

Signes fournis par le toucher. — Ramollissement du col, introduction facile du doigt dans l'orifice, effort des membranes à chaque contraction, quand le fœtus a acquis un certain développement.

Traitement.

Repos absolu, situation horizontale; diète légère, saignée du bras, s'il y a pléthore générale ou locale; lavement évacuant, puis, après qu'il a été rendu, un huitième de lavement avec quinze à vingt gouttes de laudanum de Sydenham, que l'on fera garder. Si les contractions cessent, s'en tenir là; sinon, revenir au laudanum en lavement, à la dose de vingt à trente gouttes, et l'on peut ainsi faire absorber cent gouttes en vingt-quatre heures, si l'importance des symptômes le réclame; mais si le produit est viable et vivant, si l'œuf est à l'état normal, on a rarement besoin de porter la dose aussi haut; ordinairement la première administration suffit pour enrayer le travail.

DEUXIÈME PÉRIODE.

Les mêmes signes extérieurs que pour la première, et de plus glaires sanguinolentes; légère perte.

Signes tirés du toucher. — Les mêmes que pour la première période, et de plus dilatation plus grande de l'orifice; engagement de la poche des eaux plus prononcé.

Traitement.

Tout à fait le même, mais, en général, moins efficace; cependant, on peut citer des exemples nombreux de succès.

2

TROISIÈME PÉRIODE.

L'ensemble des symptômes précédents ; de plus, rupture de la poche des eaux ; perte abondante : ici le traitement échoue complétement.

Toutefois, on lit dans l'ouvrage de M. le professeur Velpeau, que Mauriceau, Puzos, Stamoul, M. Naglé, M. Stolz, ont vu des pertes abondantes n'être pas suivies de fausses couches, et M. Désormeaux vit tout rentrer dans l'ordre, après l'écoulement des glaires, la formation de la poche et sa rupture.

Cependant, les faits observés par des hommes qui font autorité dans la science ne pourraient-ils pas recevoir une autre explication ?

M. Velpeau en donne déjà une très-satisfaisante en attribuant l'écoulement de l'eau à la présence d'un kyste rompu, et non à la rupture de l'œuf.

M. Dubois et M. Naglé pensent que ces faits ne sont pas rares, qu'ils ne prouvent pas la rupture des membranes, mais qu'ils dépendent d'une exhalation séreuse épanchée entre la surface externe de l'œuf et la paroi interne de l'utérus ; et cet épanchement gagnant la partie la plus déclive de l'organe, s'écoule à l'extérieur en vertu de contractions perçues, ou dont la malade n'a pas la conscience.

L'administration du laudanum a une dose aussi insolite, surtout en lavement, pourra faire craindre de voir apparaître tous les symptômes de l'empoisonnement par l'opium ; il n'en est rien cependant : les modifications apportées dans l'économie par la grossesse, tempèrent l'action du médicament au point qu'un narcotisme passager est le seul accident qu'on ait vu se manifester, et une infusion légère de café suffit pour le diminuer.

Néanmoins il est bon d'avertir les assistants de ce qui peut arriver, pour que l'exaltation causée par un premier degré de narcotisme ne vienne pas les effrayer. Quant à l'enfant, aucune observation n'est venue prouver que ce mode de traitement lui soit nuisible.

Contractions pathologiques régularisées par le laudanum.

La contractilité organique de l'utérus, sujette à des irrégularités dans son mode d'action, détermine souvent la longueur du travail, malgré des douleurs très-vives et des efforts énergiques.

Le caractère de ces contractions est de s'exercer continuellement sans intervalle de calme ; elles sont accompagnées d'une anxiété et d'une agitation extrêmes.

Elles sont dues à une contraction spasmodique et continuelle de certaines régions de l'utérus, pendant que les autres sont dans le relâchement. Le fœtus, étreint par les parties contractées, ne reçoit aucune impulsion, et l'accouchement se prolonge. En outre, la douleur vive et permanente peut déterminer l'éclampsie : il faut donc y remédier.

C'est encore à la saignée et au laudanum, si le sujet est pléthorique, qu'il faut avoir recours, et au laudanum seul s'il est nerveux.

Le mode d'administration est le même que dans les cas précédents, et presque jamais il ne manque son effet. Au bout de quelques minutes, d'une demi-heure au plus, les douleurs se calment, elles se régularisent, et l'accouchement se termine avec un rhythme tout à fait normal.

Quelques observations, prises au hasard parmi un grand nombre, rendront plus évidente l'efficacité de ce traitement.

1re OBSERVATION.

(1837. Clinique.)

Contractions utérines avant terme, arrêt du travail par l'opium.

Une domestique d'hôtel garni qui faisait quarante-cinq lits par jour, enceinte de huit mois, fut prise de douleurs vives du ventre et des reins, douleurs qui cessaient par intervalle, pour se reproduire de nouveau avec plus d'intensité.

Pensant qu'elle allait accoucher, c'est dans cet état qu'elle se présenta à la Clinique. Deux petits lavements, avec quinze gouttes de laudanum dans chaque, suffirent pour arrêter complétement le travail et la faire aller à terme.

IIe OBSERVATION.

(1837. Clinique.)

La nommée Égo, enceinte de huit mois et quelques jours, était depuis quelque temps à la Clinique, lorsqu'elle éprouva une perte légère, accompagnée de contractions manifestes.

Petite saignée, vingt gouttes de laudanum seulement, et tout rentra dans l'ordre; elle accoucha à terme:

IIIe OBSERVATION.

Une jeune dame, à laquelle M. Dubois donnait des soins et qui, avant d'être dans ses mains, avait fait une fausse couche au terme de trois mois, ressentit dans sa seconde grossesse, à la même époque, des douleurs vives, qui lui firent craindre le même accident.

120 gouttes de laudanum dans la nuit, et la grossesse parcourut ses périodes.

IVe OBSERVATION.

Une danseuse d'un de nos grands théâtres, enceinte depuis peu de mois, fut fortement effrayée par un accident qui faillit arriver à la voiture dans laquelle elle se rendait à Fontainebleau pour danser devant la cour. Une perte légère se manisfesta aussitôt, mais sans de vives douleurs; de retour à Paris, des contractions très-énergiques et excessivement douloureuses se déclarèrent. Le médecin de cette dame étant absent, les personnes qui environnaient la malade, croyant à une hernie étranglée ou à tout autre accident fâcheux, firent mander au plus tôt M. Dubois. La malade avait la face pâle, grippée, inquiète, de plus elle éprouvait de très-fortes douleurs dans le bas-ventre et une légère perte.

M. Dubois ne se méprit pas sur la cause de cet appareil effrayant de symptômes, il ne vit là qu'une menace de fausse couche.

60 gouttes de laudanum en $\frac{4}{3}$ de lavements à prendre d'heure en heure. Deux heures après tout travail avait cessé et la malade était très-bien.

Ve OBSERVATION.

(1837. — Hôtel-Dieu.)

Joséphine Villier, couchée au n° 10 de la salle Saint-Joseph, âgée de trente-cinq ans, entra à l'Hôtel-Dieu le 25 septembre 1837 au troisième mois d'une grossesse qui s'était manifestée au milieu d'un état de santé fort délabré. Elle éprouvait des douleurs utérines assez vives, qui furent immédiatement combattues, par M. Honoré, à l'aide du laudanum et d'une très-petite saignée. Ce traitement suffit pour arrêter les contractions ; mais la diarrhée abondante, entretenue par de l'entérite chronique, ne se supprima pas.

Quant aux contractions utérines, elles reprenaient leur activité de temps en temps, et chaque fois le traitement eut la même efficacité.

Trois semaines avant son accouchement, à la suite d'une douleur vive dans le flanc droit, on vit se manifester un vaste abcès à la partie supérieure de la cuisse gauche ; il fut ouvert et la suppuration continua jusqu'à l'accouchement, qui se fit le 17 février à sept heures du soir. Le travail dura douze heures : l'enfant était mort depuis quelque temps.

VIe OBSERVATION.

(Hôtel-Dieu.)

Tubercules pulmonaires ; grossesse.

Maria-Félicité Lainé, âgée de trente ans, est entrée à l'hôpital le

4 janvier 1838, avec l'apparence d'une affection chronique déjà avancée.

Il y a dix mois, elle accoucha pour la deuxième fois heureusement. Enceinte de nouveau pour la troisième fois, elle entra en décembre, au troisième mois de terme, à la Clinique. Elle éprouvait des douleurs utérines ; le repos seul pendant quinze jours suffit pour les faire cesser. Mais la phthisie dont elle était atteinte marchait rapidement : c'est dans cet état qu'elle entra à l'Hôtel-Dieu.

L'utérus s'élevait à peu près au niveau de l'ombilic, les battements du cœur du fœtus et le souffle utérin purent être facilement perçus.

La toux, très-forte et presque continuelle, ne tarda pas à déterminer de nouveau des contractions utérines qui firent redouter l'accouchement prématuré, l'auscultation faisait reconnaître que l'enfant était bien vivant. On fit une petite saignée de ℥vj, et on donna matin et soir $\frac{1}{8}$ de lavement avec six gouttes de laudanum : en deux jours les douleurs avaient cessé.

Quelques jours après, nouvelle apparition des douleurs ; deux lavements avec douze gouttes de laudanum dans chaque suffirent pour faire cesser les contractions utérines, malgré des efforts de toux et d'expectoration très-violents, et tous les symptômes d'une phthisie très-avancée, tels que diarrhée, etc. Mais le 18 février, de nouvelles douleurs s'étant manifestées, l'accouchement sembla inévitable, et on s'abstint, en l'absence de M. Honoré, de toute médication ayant pour but l'arrêt du travail. On crut reconnaître une première position du sommet, qui se convertit en celle de l'épaule ; on fit la version, et on amena un enfant de sept mois et demi, qui fit quelques inspirations et mourut.

L'état de la mère devint de plus en plus grave depuis l'accouchement, et elle succomba le 27.

VIIe OBSERVATION.

Madame B***, cliente de mon père, quai aux Fleurs, n° 21, âgée de 31 ans, accoucha trois fois avant terme.

Le premier enfant vint au terme de sept mois; il avait les ongles à peine formés, pesait trois livres et demie, y compris une couche : il a aujourd'hui 9 ans.

En 1830, nouvel accouchement, à 7 mois, d'une fille un peu plus forte que la première, et toujours sans cause appréciable. L'enfant ne vit plus.

Le 23 mars 1833, après une chute, elle mit encore au monde une petite fille au même terme, et qui existe aujourd'hui.

Enfin, le 18 décembre 1835, elle vit ses règles pour la dernière fois. Cette quatrième grossesse suivit la marche des autres. Le 17 juillet 1836, à 7 mois et quelques jours, le travail se déclara : le col était effacé, mou, entr'ouvert, les membranes bombaient à chaque contraction; l'enfant se présentait par le sommet, et des glaires sanguinolentes s'écoulaient; les douleurs étaient vives, et la malade était persuadée qu'elle accoucherait quoi qu'on fît.

Petite saignée; 20 gouttes de laudanum dans 1⌡8 de lavement : cessation complète du travail. Le 29 juillet, réapparition des symptômes: 30 gouttes de laudanum; puis, peu de temps après, les douleurs ne se calmant pas, 40 gouttes.

Les douleurs deviennent sourdes, d'énergiques qu'elles étaient; enfin, elles cessent tout à fait : mais la malade eut un narcotisme passager, qu'un peu de café à l'eau suffit pour faire disparaître.

Elle alla jusqu'à terme, et accoucha, le 16 septembre 1836, d'un enfant fort, et pesant six livres trois quarts.

VIIIe OBSERVATION.

Madame L***, cliente de M. Honoré, au terme de deux mois éprouva des douleurs utérines très-vives, accompagnées d'un léger écoulement sanguin.

Repos absolu; petite saignée; lavements laudanisés : cessation complète des symptômes; mais chaque mois, jusqu'à six mois du terme, nouvel effort de l'utérus, tendant à chasser le produit : usage des mêmes moyens avec le même succès. Enfin, la malade alla jusqu'à terme, ayant été saignée cinq fois, et malgré les efforts de vomissements qui se reproduisaient plusieurs fois par jour.

L'enfant, nourri par sa mère, est extrêmement fort, et a aujourd'hui un an ; il se porte très-bien, malgré les pertes de sang de la mère et l'absorption d'une très-grande quantité de laudanum.

IXe OBSERVATION.

Madame Ch., autre cliente de M. Honoré, enceinte de trois mois, fut prise d'une perte légère, accompagnée de douleurs utérines : même traitement que plus haut, même succès, et pendant huit jours alternative de douleurs, après l'influence du médicament passée, et de calme aussitôt après son administration. Enfin, neuf jours après l'apparition des premières contractions, elle avorta d'un produit anormal qui, n'étant pas viable, devait être expulsé, quoi qu'on pût faire.

Xe OBSERVATION.

Madame Bén., rue de l'Abbaye, à deux mois de terme, fut prise de douleurs utérines bien caractérisées : M. Dubois, qui vit la malade deux fois, conseilla l'usage des mêmes moyens : petites saignées et laudanum. L'influence du médicament ne se faisait sentir que pendant quelques jours ; et les accidents revenaient, pour être combattus de nouveau. Cet état de choses dura jusqu'au terme de huit mois et demi et la malade accoucha d'une petite fille faible, mais qui vécut bien jusqu'à l'âge de onze mois, époque à laquelle un accident imprévu la ravit à la tendresse de ses parents.

Contractions utérines pathologiques régularisées.

XIe OBSERVATION.

(Clinique d'accouchement.)

Une femme ayant un énorme cancer de l'utérus, occupant toute la portion inférieure de cet organe et la cloison recto-vaginale, fut prise à terme de contractions très-énergiques : l'orifice squirreux ne se prêtait pas à la dilatation , deux incisions furent faites au pourtour du col; mais les douleurs toujours très-énergiques n'étant pas suivies d'intervalle de calme, fatiguaient extrêmement la malade, sans avancer le travail : 30 gouttes de laudanum; les douleurs cessent d'abord pendant quelques instants , pour reprendre peu à peu avec un type normal , et l'accouchement se fit assez heureusement.

XIIe OBSERVATION.

Le 11 juillet 1837, la nommée Carron, âgée de 25 ans, entra à la salle d'accouchements , présentant tous les symptômes d'un travail commençant : les douleurs assez vives étaient continuelles; cependant, le travail languissait; la femme était excédée de fatigue et découragée : 15 gouttes de laudanum en lavement; suspension des douleurs fatigantes ; sommeil assez calme ; accouchement le lendemain d'un enfant hydropique qui expira quelques minutes après sa naissance.

XIIIe OBSERVATION.

Le 5 février 1838, Louise Goupil entra à la salle d'accouchements : l'orifice excessivement irritable déterminait des contractions très-douloureuses et sans intervalle de calme : 25 gouttes de laudanum, pas d'effet marqué ; 25 gouttes dix minutes après , régularisation des douleurs qui, peu à peu sont séparées par des intervalles de plus en plus longs; mais bientôt sommeil et cessation complète des contractions. La mauvaise situation de la tête nécessita l'application du forceps; l'enfant fut extrait vivant, et la mère se rétablit promptement.